MÉMOIRE

SUR UNE

MALADIE ÉPIZOOTIQUE,

NON CONTAGIEUSE,

Qui a régné sur les animaux de l'espèce chevaline
du département de la Moselle,

PENDANT LE COURS DES ANNÉES 1841-42,

PAR L. MANSUY,

MÉDECIN-VÉTÉRINAIRE A METZ, MEMBRE AGRÉGÉ DE L'ACADÉMIE ROYALE DE CETTE VILLE.

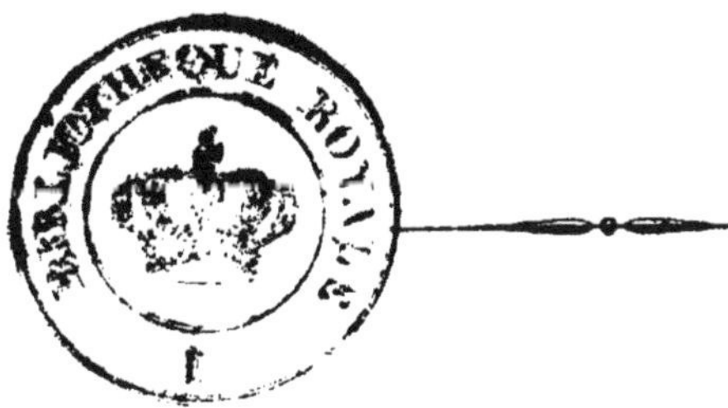

METZ.

S. LAMORT, IMPRIMEUR DE L'ACADÉMIE ROYALE.

1844.

MÉMOIRE

SUR

UNE MALADIE ÉPIZOOTIQUE,

Présenté à l'Académie royale de Metz,

EN MAI 1843.

Une maladie qui avait son siége dans le poumon et les intestins, a sévi avec assez de violence sur les animaux de l'espéce chevaline, pendant le cours des années 1841 et 1842.

Cette maladie qui, eu égard à la cause qui la déterminait, était épizootique dans le département de la Moselle, se présentait sous la même forme dans d'autres départements de la France, tels que ceux qui autrefois faisaient partie des gouvernements de la Normandie et de l'Ile de France.

Dans notre département elle n'a pas été la cause de la perte d'un nombre moins grand d'animaux que dans les départements précités ; mais au lieu d'y rattacher uniquement l'effet de la maladie, en examinant dans quelles conditions hygiéniques les chevaux étaient placés avant et pendant le cours de cette affection, on se convaincra aisément que l'insalubrité des écuries et l'oubli de beaucoup d'autres régles de l'hygiéne ont eu une large part dans la cause de cette mortalité.

Notre profession nous mettant en relation avec un grand nombre de cultivateurs, ayant été à même de faire des remarques et d'observer l'affection qui va faire le sujet de ce mémoire, nous croyons qu'il est de notre devoir, comme pour celui qui n'a en vue que le bien et la prospérité de son pays, de ne pas laisser passer sous silence ce qui nous paraît être en opposition complète avec les principes hygiéniques.

C'est parce que nous pensons nous rendre utile en signalant des abus, que nous venons aujourd'hui présenter un exposé des idées qui nous ont été suggérées.

En décrivant *l'entéro-pneumonite,* nous ne pouvons nous astreindre à lui attribuer, en particulier, ce qui est applicable à beaucoup d'autres maladies, en ce qui concerne l'hygiène mal entendue; car si ces faits pratiques s'expliquent de la même manière et qu'ils se présentent avec les mêmes caractères dans des maladies différentes, quant à leur nature et à leur siége, il n'est pas alors indispensable de décrire plusieurs maladies.

Comprenant toutes les maladies en un seul corps, nous avons choisi de préférence l'entéro-pneumonite, parce que cette affection ayant régné sur une assez grande étendue du département, nous avons été plus à même de constater qu'elle a exercé des ravages plus grands dans certaines écuries que dans d'autres.

En faisant ressortir la cause de cette différence, comme dépendant de l'insalubrité de l'écurie, on admettra facilement la prédisposition et le cachet qu'elle a imprimés aux maladies qui ont sévi sur la race chevaline, et cela dit, nous avons une explication satisfaisante de cette mortalité.

Causes occasionelles. — L'état chaud et humide de l'atmosphère pendant une grande partie de l'année 1844, les transitions brusques qui ont alterné avec les premiers beaux jours, paraissent être les causes les plus probables de cette affection, qui, agissant sur un grand nombre d'animaux et dans beaucoup de localités, donnent une explication assez satisfaisante de la forme épizootique qu'a revêtue la maladie.

Manifestation de la maladie. — La maladie se manifestait par des symptômes qui permettaient d'établir que le poumon et l'intestin étaient à la fois malades. — Rarement ces deux maladies marchaient de front et présentaient les symptômes qui sont particuliers à chacune d'elles, et qu'on observe dans leur cours naturel.

Dans tous les cas qui ont été observés, pendant que l'affection du poumon allait en croissant et augmentait en gravité, elle masquait celle de l'intestin. C'est aussi l'affection du poumon qui, dans les cas de mort, a donné, par les lésions cadavériques, la cause probable de la mort. On put, dès le début, signaler l'existence d'une affection de poumon et de l'intestin.

Symptômes dépendant de la lésion des organes de la digestion. — La lésion des organes de la digestion se reconnaissait aux symptômes suivants : la bouche était chaude et desséchée, la langue était rouge à sa pointe et à ses bords. Quelques chevaux restant couchés pendant un certain temps, se plaignaient et regardaient leur ventre qui était rétracté ; d'autres restaient debout et grattaient le sol avec les membres antérieurs. Le ventre soumis à la pression, surtout du côté gauche, l'animal manifestait de la douleur, ce dont on pouvait juger par les mouvements qu'il exécutait pour se soustraire à toute exploration et par les plaintes effectuées pendant qu'on s'y livrait. Les matières excrémentielles étaient dures et desséchées ; les reins inflexibles. La conjonctive était d'un rouge assez prononcé et parfois elle présentait une teinte jaunâtre.

Symptômes dépendant des organes de la respiration. — La respiration était fréquente et entrecoupée, l'animal faisait entendre des plaintes en accomplissant cet acte ; la toux était sèche ou un peu humide , et elle avait lieu par quintes assez souvent répétées. — Par l'auscultation on s'assurait du point affecté, reconnaissable à une faiblesse notable dans le murmure respiratoire et le râle crépitant ; tandis que les parties du poumon environnant l'endroit malade faisaient entendre un murmure respiratoire plus fort et supplémentaire. Si l'on soumettait le cheval à la percussion, il poussait des plaintes, et l'absence de résonnance dans un point de la poitrine, indiquait que la portion du poumon qui y correspondait était affectée.

Symptômes appartenant à l'une et à l'autre affection. — Le cheval avait les poils piqués, sa peau était sèche ; il y avait perte d'appétit ; sa position à l'écurie et sa marche indiquaient une grande faiblesse, le pouls était en général plein et mou.

Après quelques jours, ces symptômes augmentaient en gravité ; on remarquait en outre que les parties essentielles et accessoires de l'œil étaient malades. L'inflammation du poumon ou de l'intestin faisait des progrès sensibles.

Les terminaisons de l'affection du poumon étaient : 1° la résolution qu'on obtenait du premier au sixième jour ; 2° l'hépatisation ; 3° rarement la gangrène.

Autopsie. — L'intestin grêle présentait, dans sa portion moyenne et duodénale, des traces notables d'inflammation. On a noté aussi que le foie était plus volumineux, plus lourd et qu'il se déchirait à la plus légère pression, en laissant écouler un liquide purulo-sanguinolent. Quant aux poumons ils offraient des lésions qui signalaient l'inflammation aiguë et chronique.

Pronostic. — A son début, la maladie offrait de la gravité ; mais si elle était combattue activement par les moyens convenables, la convalescence ne se faisait pas longtemps attendre.

Cette affection était à son summum d'intensité vers le sixième ou septième jour ; c'était surtout à cette époque qu'on avait à combattre une maladie du poumon qui passait à l'état d'hépatisation, terminaison redoutable et toujours très-longue à disparaître.

Traitement. — Le peu d'habitude qu'ont nos cultivateurs de juger des animaux malades ; l'appréciation, difficile pour eux, des symptômes qui signalaient le début de la maladie, ou l'espoir de voir ces symptômes céder à quelques soins d'une application facile, sont les causes pour lesquelles on n'était pas appelé toujours au début, alors que, par un traitement simple, on pouvait facilement triompher du mal ; mais appelés le plus souvent, en désespoir de cause, les vétérinaires avaient à combattre une affection redoutable par ses terminaisons.

Le traitement qui leur a le mieux réussi dans le début de la maladie était le suivant : placer les animaux dans une écurie assainie le plus possible, leur couvrir le corps d'une bonne couverture, les mettre à la diète, à l'usage des boissons miellées et acidulées, leur donner des lavements émollients, leur faire respirer des vapeurs adoucissantes, administrer des électuaires adoucissants, pratiquer des saignées de quatre kilogrammes, réitérées au besoin dans les premiers jours.

Si la résolution se faisait attendre, on plaçait sous la poitrine un sinapisme dans l'engorgement duquel on pratiquait des mouchetures ; puis quelques pointes de feu appliquées dans ces dernières servaient à fixer l'engorgement et à augmenter la douleur.

L'hépatisation du poumon était combattue à l'aide de petites saignées et de sétons entretenus longtemps sur le côté de la poitrine ; la médication émolliente était continuée, la diète absolue, qui convenait au début de la maladie, mais plus rationnelle dans ce cas. Tel est le traitement qui a été mis en usage avec le plus de succès, sur un grand nombre de chevaux atteints de la maladie régnante.

Tels étaient le mode de manifestation et la marche de cette maladie lorsque les animaux qu'elle attaquait jouissaient d'un embonpoint assez satisfaisant; lorsque le travail auquel ils étaient soumis était en rapport avec la force des organes, lorsque l'alimentation était suffisante pour réparer les pertes éprouvées, lorsqu'enfin l'habitation se trouvait dans des conditions de salubrité qui, sans être parfaites, laissaient cependant peu à désirer.

Mais si l'épizootie a sévi sur des sujets qui fatiguaient peu, qui étaient bien nourris et bien logés, nous avons observé que les animaux qui étaient excédés par le travail, dont l'alimentation était insuffisante ou altérée, acquéraient une prédisposition à contracter la maladie et qu'elle faisait sur eux des progrès rapides. La connaissance des antécédents de ces animaux était d'autant plus importante qu'elle exigeait qu'on apportât de grandes modifications dans le traitement.

On conçoit facilement que si des aliments sont donnés avec trop de parcimonie, que si les principes assimilables de ces aliments sont altérés, mais pas au point de provoquer dans peu de temps l'apparition d'une maladie, on conçoit, disons-nous, que, si un stimulant n'est pas approprié à l'entretien de l'économie, aux pertes qu'elle éprouve, celle-ci perdra de son énergie de son embompoint; qu'elle opposera alors moins de résistance à l'action de causes occasionnelles. On conçoit aussi que l'excès de travail, sans être continu au point de développer des maladies atoniques, doit causer l'épuisement et une faiblesse notables. La cause occasionnelle étant attribuée aux vicissitudes de l'atmosphère, il s'ensuit qu'étant plus longtemps soumis à l'influence de cette cause, le nombre des malades devait augmenter, puisqu'on prévenait la maladie en soustrayant les animaux à ces intempéries, ou en les environnant de tous les soins qui concourent à éviter une répercussion, lorsque les fonctions cutanée et pulmonaire sont en pleine activité.

En suivant une marche naturelle, nous allons nous demander de quelle nature était l'altération que les aliments ont subie. Il est un fait constant et qui a bien son importance : c'est qu'il existe dans nos prairies des plantes qui ne doivent pas être considérées comme altérées, mais dont l'examen physique, chimique et physiologique prescrit leur éloignement, car elles font perdre de la qualité aux produits de nos prairies.

Dans cette section se rangent les végétaux vénéneux et suspects. Parmi ces plantes, quelques-unes se rencontrent le plus ordinairement dans nos prairies, ce sont : le colchique d'automne, les renoncules et quelques autres ; il en est qui croissent de préférence dans les lieux incultes couverts ou non, et qui appartiennent à la famille des solanées, des ombellifères, des euphorbiacées et des renonculacées.

Les maladies qui surviennent à la suite de l'ingestion d'une quantité donnée de ces plantes sont sporadiques et toujours graves ; mais en raison de leur dissémination, de leur petite quantité dans nos prairies et de la moins grande activité de leurs principes actifs par l'effet de la dessiccation, on ne peut admettre qu'elles aient, dans ces cas qui se voient le plus ordinairement, une action malfaisante et lente sur l'économie qui la prédisposerait à une affection quelconque. Du reste, la seule considération qui nous a engagé à en parler, c'est que parfois ces plantes sont mangées en vert, en quantité suffisante pour produire de mauvais effets. On ne devrait donc donner qu'avec une grande circonspection aux herbivores ruminants et monogastriques, les herbes des jardins, des bois et d'autres lieux incultes, herbes qui sont le plus souvent mangées en vert. Nos cultivateurs devraient aussi s'attacher à retrancher de nos prairies les végétaux suspects et vénéneux, et laisser croître de préférence ceux dont le mode d'action est bien connu et qui possèdent les qualités essentielles comme plantes de prairies.

D'autres végétaux qui, sans occasionner d'accidents immédiats, peuvent, par leur emploi prolongé, devenir, dans les cas dont il s'agit, une cause prédisposante et forment encore une autre catégorie : c'est ainsi que quelques-uns se réduisent en poussière dans les foins, et que d'autres également peu nombreux sèchent difficilement et nuisent à la conservation du fourrage.

Le plus grand nombre de ces végétaux appartient aux prairies de troisième classe et comprend la presque totalité des plantes aquatiques, telles que les joncs, les roseaux, les laiches, etc., c'est en mêlant ce foin à de meilleur, en augmentant la proportion de celui-ci qu'on en atténuera les mauvais effets.

En 1841, la rouille s'est fait remarquer dans beaucoup de localités : c'est une altération que la plante a subie par suite du développement à sa surface du champignon uredo rubico vera ; cette altération a été si profonde, qu'après l'usage d'un tel foin pendant quelques mois, des maladies atoniques se sont déclarées : la morve, le farcin. L'altération qu'ont éprouvée les fourrages a été, pour M. Merche, vétérinaire au 7e d'artillerie, une des causes de l'existence d'un si grand nombre de chevaux morveux et farcineux dans les cantonnements de Longwy. Si cette altération se faisait remarquer à l'avenir, nos cultivateurs agiraient bien en suivant les sages conseils de Collaine, c'est-à-dire, en proscrivant l'usage d'un tel foin et ne l'employant pas même en litière. Cependant si la récolte des fourrages était faible, et que l'altération fût légère, on pourrait, en diminuant les dangers de ce champignon, utiliser les principes nutritifs de la plante.

A l'époque de la récolte des blés, la paille est devenue grisâtre et a contracté dans quelques endroits une odeur de moisi à la suite de pluies longues et incessantes ; cette paille étant très-fourragère, les plantes encore vertes qu'elle contenait, plus difficiles à sécher par leur plus grande quantité d'eau de végétation, ont considérablement favorisé cette altération à St-Avold, à Longwy ; dans nos environs nous avons remarqué que cette altération était peu sensible et nous n'avons pas constaté qu'elle eût occasionné les maladies que peuvent produire des aliments altérés.

Par suite de ces mêmes causes atmosphériques, l'avoine a subi un commencement de germination ; elle était boursoufflée et décolorée, elle avait parfois, ainsi que nous l'avons constaté, une odeur désagréable et une saveur âcre.

Une aussi funeste alimentation n'a pu, sans aucun doute, qu'amener le trouble dans les fonctions de la digestion et causer l'épuisement, lorsque l'altération n'était pas assez profonde ou assez longtemps continuée pour déterminer des maladies atoniques.

Soit que l'état d'affaiblissement de l'animal provînt d'une alimentation trop peu nutritive, soit qu'il fût le résultat de fatigues, aux symptômes caractérisant l'inflammation du poumon et de l'intestin, on remarquait, contrairement aux autres cas, que l'animal conservait de l'appétit, que les muqueuses étaient pâles, infiltrées, que les battements du cœur étaient plus forts, que le pouls était petit et vite et que des infiltrations s'établissaient sous la poitrine et aux membres, symptômes qui dénotent un appauvrissement du sang ; l'animal ayant été soumis à plusieurs influences débilitantes : d'un côté la nourriture ou le travail, d'un autre côté l'effet de la maladie.

L'insuffisance de nourriture a été et est encore la cause

d'un état débile de nos animaux. On sait qu'en 1842 le produit des prairies naturelles et artificielles a été peu abondant mais de bonne qualité. Hé bien! la trop grande parcimonie avec laquelle on en a usé, donne une raison suffisante de l'état de ces animaux et de la fréquence des avortements.

Sur les animaux qui ont perdu de leurs forces, il y a diminution dans l'énergie des fonctions, et, partant, plus de chances de succès créées à la maladie pour mettre un terme à la vie déjà débile de ces animaux. C'est à quoi il fallait avoir égard, quand on était appelé chez les propriétaires.

Pour le traitement, il fallait proportionner l'énergie des moyens thérapeutiques, d'une part à la violence de la maladie, et de l'autre au degré de faiblesse ou d'épuisement de l'animal. Nous avons atteint ce double but en ne condamnant pas le cheval à une diète complète, en nous tenant réservé sur les évacuations sanguines et les exutoires comme révulsifs; les toniques ont été d'un emploi avantageux, mais il était à craindre de voir s'aggraver les symptômes de la maladie avec un traitement ainsi conçu. Ne fallait-il donc pas soutenir le malade qui bientôt aurait succombé par le fait même de la maladie? L'avantage de cette médication a d'ailleurs été démontré par un bon nombre de cures.

Nous n'avons fait qu'une seule ouverture: c'était celle d'un cheval qui a été soumis à l'influence de ces deux causes débilitantes et qui a succombé après dix jours de traitement. La lésion principale résidait dans le poumon, lésion qui se présentait avec tous les caractères d'une inflammation franche; mais ce qui nous a frappé et ce dont nous nous rendons bien compte, c'est l'existence autour de l'endroit le plus affecté, d'une infiltration qui occupait presque toute l'étendue des deux poumons. Les tissus étaient décolorés, et une saignée petite, pratiquée pendant le cours de la maladie, nous à 'fait reconnaître au sang une plus grande liquidité, une coagulation moins prompte et une augmentation bien appréciable de serum.

Cette maladie a encore sévi sur des animaux qui étaient mieux nourris, qui avaient peut-être été moins excédés de travail, et cependant elle a fait de grands ravages dans quelques écuries. La gangrène a exercé ses terribles effets.

Quelle est la cause de cette mortalité? Hâtons-nous de dire que la maladie sévissait principalement en automne et en hiver 1841–42, lorsque les animaux étaient presque constamment au repos; mais comme ils étaient placés dans des écuries insalubres, c'est là, à notre avis, la cause de la gravité de cette affection et du développement de la gangrène. Les faits viendront à l'appui de ce que nous venons d'avancer.

Tout ce que nous allons dire concernant les écuries aura trait au manque d'aération et de pénétration de la lumière, au séjour trop prolongé des fumiers, à l'absence de pavés d'écoulement pour les urines, et à l'entassement des animaux.

En automne et en hiver, les fenêtres et tout ce qui peut permettre la circulation de l'air et la pénétration de la lumière sont calfeutrées avec du fumier, les portes sont soigneusement fermées, en sorte que, pendant ces deux saisons où les chevaux sortent rarement, il y à la fois absence de lumière et de renouvellement d'air. L'urine n'a pas d'écoulement, enfin on laisse séjourner les fumiers un temps fort long sous les pieds des animaux.

En faut-il davantage pour que cette différence dans leur manière d'être logés, imprime aux animaux une prédisposition maladive qui donnera une explication satisfaisante de ces pertes?

A part les symptômes pathognomoniques de l'affection de l'intestin et de celle du poumon, les animaux conservaient l'appétit jusqu'à la mort, la muqueuse conjonctive était rouge, infiltrée ou pâle, avec ou sans pétéchies, les battements du cœur étaient fort sonores , le pouls petit et vite ; sur plusieurs animaux, on remarquait, sous la poitrine et aux quatre extrémités , des engorgements, résultat de l'infiltration de la sérosité ; la faiblesse était très-grande , à tel point que les animaux tremblaient sur leurs membres.

Si on employait les débilitants tels que la saignée, la faiblesse devenait encore plus grande et on favorisait le développement des engorgements , si on venait à révulser le mal par un exutoire , aucune suppuration de bonne nature ne suivait l'application du séton ; mais il survenait un engorgement considérable avec tous les caractères reconnus aux engorgements gangréneux. Sur un de ces chevaux, l'application des sétons a été suivie, un instant après, d'une hémorrhagie passive ; sur le même cheval un écoulement sanguin avait eu lieu par le nez. Cherchant à déplacer l'affection par un sinapisme que nous placions sur la poitrine, on était étonné de l'énormité des engorgements qui succédaient promptement à son application, mais nous n'avions pas mis les tissus au contact de l'air, et si nous pratiquions des mouchetures pour faire écouler la sérosité et fixer la tumeur, nous placions immédiatement dans ces mouchetures des pointes de feu qui servaient à fixer l'engorgement, et, par l'escarre produite, les tissus étaient préservés du contact de l'air. Nous avons vu de ces engorgements occuper tout un côté du corps de l'animal, au point que certaines de ses fonctions étaient gênées ; mais notre inquiétude n'était pas grande ; il n'en était pas de même pour le propriétaire déjà au désespoir. Nous devions donc être très-prudent dans l'emploi des sétons et chercher nos moyens révulsifs dans les sinapismes ou les vésicatoires, ce sont aussi ces derniers moyens que nous avons employés avec le plus de succès sur les chevaux que nous avons été appelé à traiter et dont plusieurs sont morts de la gangrène que nous redoutions si fort et avec raison ; car l'économie avait été en quelque sorte soumise à un empoisonnement lent. Le sang extrait de la veine se coagulait très-lentement, la partie cruorique semblait comme dissoute et tachait les mains.

Cette différence de gravité d'une même affection dans une même localité a étonné nos cultivateurs qui, dans ces cas rares, croient à l'existence de causes extraordinaires qui satisfont leur esprit et qui chez nous portent le découragement. Quelques-uns suivent toujours leurs pratiques routinières et mettent de l'obstination à exécuter des mesures qui sont essentielles pour la conservation de la santé et le bon entretien de l'espèce chevaline. Une des causes puissantes de cet état fâcheux tient aux relations qu'entretiennent plusieurs de nos cultivateurs avec des hommes sans lumières, sans intelligence, et qui sont alors incapables de propager des connaissances qui intéressent l'hygiène de nos animaux. Non-seulement ces hommes arrêtent toute idée de progrès, mais ignorants et superstitieux, ils maintiennent et étendent de funestes préjugés, exploitant alors la crédulité de nos habitants des campagnes.

Nous avons considéré l'air comme n'étant pas renouvelé, que peut-il donc résulter de ce défaut de renouvellement ?

L'air qui peut opérer d'une manière parfaite la transformation du sang veineux en artériel, est composé d'azote dans la proportion de 0,79, et d'oxigène dans la proportion de 0,21 ; cet air contient encore d'autres corps qui sont à l'état de mélange ou en dissolution. A ces propriétés chimiques se joignent des propriétés physiques bien connues.

Sous l'influence de cet air, toutes les fonctions s'exécutent parfaitement, les animaux sont forts et robustes.

Mais l'air expiré diffère de l'air inspiré par les modifications qu'il a éprouvées dans ses propriétés physiques et chimiques ; l'air expiré a une température voisine de celle du corps, il contient moins d'oxigène, un peu plus d'azote, d'acide carbonique et de l'eau suspendue en vapeurs. — Le gaz oxigène étant regardé avec raison comme le principe essentiellement vital de l'air, diminuant à chaque expiration et l'azote augmentant, il s'ensuit que dans un lieu où l'air ne sera pas suffisamment renouvelé, l'économie ressentira un malaise notable, car l'azote, qui a légèrement augmenté, sans oxigène, doit être considéré comme mortel. L'acide carbonique et la vapeur aqueuse sont aussi impropres à l'entretien de la respiration. Pendant l'exécution de cette fonction il s'opère un dégagement de calorique, le corps de l'animal a aussi une température qui lui est propre, et qui est soumise aux lois générales de l'équilibre de température. L'air, environnant cette source de calorique, devra donc s'échauffer, et plus il y aura d'animaux renfermés dans un lieu donné, plus la chaleur se fera sentir ; mais comme le calorique a la propriété de dilater les corps, l'air n'en sera que plus raréfié, il sera moins dense, moins pesant, moins excitant, puisque sous un volume donné sa quantité sera moindre.

Cet air ainsi modifié, agit nécessairement sur le sang pendant l'acte de la respiration, il diminue peu à peu les qualités de ce liquide qui est transporté dans tous les organes ; ceux-ci ne recevant plus un stimulant aussi approprié, sont frappés nécessairement de débilité, de là l'affaiblissement où se trouve plongé l'animal. La soustraction de la lumière, qui produit l'étiolement des plantes, est aussi pour quelque chose dans cet état de l'animal.

Ce que nous venons de dire ne suffit-il pas pour nous rendre compte de la moins grande résistance qu'oppose l'économie à l'action de causes occasionnelles, et pour nous démontrer que, sur ces animaux, l'état morbide doit être accompagné d'une faiblesse extrême? c'est ce qui est arrivé. Tenons déjà compte de cette faiblesse, de cet état du sang plus liquide comme favorisant le développement de la gangrène. Par cet état de l'air ainsi examiné, ne nous expliquons-nous pas le plus grand développement des œdèmes concurremment avec la maladie, et l'apparition de ces engorgements considérables à la suite de l'application des sinapismes, engorgements qui, ainsi que nous l'avons déjà dit, envahissaient toute la partie inférieure de la poitrine et s'étendaient jusqu'à la région inguinale? Nous n'avons pas une explication suffisante de la terminaison gangréneuse des engorgements produits par les sétons, terminaison que l'on ne constate pas sur ceux produits par les sinapismes. Si nous en restions là en ce qui concerne cette terminaison gangréneuse et les autres symptômes, l'explication serait incomplète, continuons donc l'examen des qualités de l'air.

A cet air des gaz étrangers sont mélangés, soit qu'ils soient expulsés dans cet état de l'économie, soit qu'ils aient pris naissance dans les produits de secrétion et d'excrétion; il est infecté par le mélange de toutes les émanations qui proviennent des matières excrémentielles, car la putréfaction s'est emparée de ces produits animaux, les trois agents favorisant sa production étant réunis, alors beaucoup de gaz impropres à l'entretien de la vie entraînant une portion de la matière putréfiée, sont mélangés à l'air qui acquiert alors une odeur désagréable. Il existe dans ces écuries une chaleur étouffante, les corps allumés y répandent une lumière faible et les gaz ammoniacaux piquent la conjonctive, de sorte que cet air a acquis des propriétés septiques, et ces émanations réunies à l'air et respirées par les animaux altèrent le sang dans ses propriétés chimiques et physiques ; par sa septicité cet air empoisonne lentement l'économie et devient la cause du développement gangréneux des engorgements et de la terminaison de la maladie par la gangrène.

En vérité, cet état de l'air ne suffit-il pas pour déterminer une altération du sang que les symptômes constatés font reconnaître ? Et si on se demande pourquoi les engorgements des sétons prenaient un caractère gangréneux, tandis que ceux résultant de l'emploi des sinapismes et des vésicatoires ne prenaient pas ce caractère, la réponse est simple et est à la portée de toutes les intelligences. On ne saurait l'attribuer à la plus grande intensité de l'inflammation qu'auraient déterminée les sétons, puisque les phénomènes inflammatoires étaient aussi développés à la suite de l'emploi de la moutarde et du vésicatoire ; on ne peut non plus l'attribuer à l'absence de toute réaction, à la suite de l'application des sétons, puisque jusqu'au moment où la gangrène avait envahi la tumeur, celle-ci était chaude et très-douloureuse.

Nous avons examiné l'état du sang, nous lui avons reconnu une plus grande fluidité ; sa filtration facile à travers les vaisseaux et son peu de tendance à s'organiser ; or, le placement des sétons a été suivi d'un écoulement de sang déjà altéré, qui a pris sur un animal le caractère d'une hémorrhagie passive ; ce sang se trouvant en contact immédiat avec cet air vicié, ne devait pas tarder à se putréfier, de là les engorgements gangréneux, tandis que dans les parties irritées par le sinapisme ou le vésicatoire, le sang ou la sérosité sanguinolente se trouvait abritée par la peau de tous les rapports avec l'air extérieur et était, par ce fait, préservée de la décomposition putride. Notre manière de voir est d'ailleurs partagée par M. Bournier, qui est des plus compétents sur le sujet.

En agissant d'une manière médiate pendant la respiration,

n'avons-nous pas une explication satisfaisante de la terminaison de la maladie par la gangrène?

C'est par l'emploi des sinapismes, des vésicatoires, de la
médication tonique et antiputride, que nous sommes par-
venu à guérir le plus grand nombre de ces animaux et dont
l'un est mort après l'application des sétons ; tandis que
quelques autres sont morts après avoir été soumis à un
traitement tonique antiputride sans révulsifs. A l'ouverture
du plus grand nombre, la gangrène d'une partie plus ou
moins étendue des poumons était manifeste ; toutefois, les
lésions ont varié suivant que les animaux ont été soumis
à l'influence d'une ou de plusieurs de ces causes de maladie et suivant leur violence. Ainsi, on a noté des lésions
récentes et chroniques dans les organes contenus dans la
poitrine concomittentes à diverses altérations du sang.
Aujourd'hui l'entéro-pneumonite ne règne plus, mais les
affections que l'on remarque ne laissent pas que de présenter des observations pleines d'intérêt; ainsi, l'inobser-
vation de ces règles de l'hygiène exerce un empire si puis-
sant sur les animaux qu'il en est de ces derniers auxquels
nous redoutons de placer des exutoires, il en est chez
lesquels l'extraction du sang par la jugulaire est presque
toujours suivie d'un thrumbus. On en voit même chez lesquels l'application d'un sel de cuivre, que l'on applique
journellement comme dessiccatif, est suivie des conséquences
les plus graves, etc. En un mot, de légers dérangements
dans la machine animale sont parfois suivis de mort sans
qu'il nous soit possible de la conjurer.

De tout ce qui précède, il résulte qu'il y a nécessité
indispensable de réformer les vieux préjugés et les erreurs
routinières qui conduisent les cultivateurs à leur ruine ; et
qu'il faut aussi s'occuper de l'hygiène du cheval, beaucoup
trop négligée, si l'on veut prévenir en lui le développement
d'un grand nombre de maladies. Ainsi, le travail des ani-

maux devenant plus modéré, ils devraient être bien nourris et suffisamment pour réparer les pertes qu'ils éprouvent. On devrait donc abandonner cette routine qui consiste à soumettre indistinctement tous les animaux au vert, à ne tenir aucun compte des effets qu'il produit et à leur donner exclusivement du vert pour toute nourriture à cette époque que le travail est le plus pénible. C'est réellement déplorable ; les propriétaires savent cependant bien que le vert contient une grande quantité d'eau de végétation qui relâche les tissus, que 20^k de vert équivalent seulement à 5^k de fourrage sec, etc. Aussi cette conduite n'est pas sans influence sur la dégénérescence des animaux, sur le développement et la gravité des affections qui sévissent sur eux. Nous sommes aussi en droit d'avancer que la capacité de beaucoup d'écuries n'est plus en rapport avec les besoins de l'agriculture de l'époque. Il faut, pour la prospérité de l'agriculture, construire de nouvelles écuries et remédier autant que possible aux inconvénients que l'exiguité de celles qui existent présentent. Non-seulement bien des écuries ne sont pas assez spacieuses, mais elles nécessitent encore des améliorations de grande importance. Ainsi, les fenêtres ne sont pas assez multipliées, ni assez élevées pour que le renouvellement de l'air puisse s'effectuer et qu'il ait lieu au-dessus du corps des animaux. Toutefois, il faudrait au moins, si l'on ne veut pas modifier le plan de construction des écuries basses, étroites, où le cheval ne peut prendre commodément sa nourriture ni se livrer au repos indispensable à la réparation des forces *, il faudrait, dis-je, les aérer au moyen de cheminées ou ventilateurs qui ne sont autre chose que des conduits en bois aboutissant à la toiture par leur

---

* Dans plusieurs de nos écuries, la quantité d'air réservée à chaque cheval, n'excède pas onze mètres cubes, tandis qu'il en faut au moins vingt-cinq à trente pour maintenir l'animal en parfaite santé.

extrémité supérieure qui est recouverte d'un chapiteau, tandis que l'extrémité inférieure répond au plafond de l'écurie. Ce mode d'aération des écuries est convenable pour toutes. On ferait peut-être bien aussi d'y établir des barbacanes qui consistent dans de petites ouvertures oblongues, ménagées au niveau du sol et fermant à l'aide de trappes ; ces ouvertures, d'une construction facile et peu dispendieuse, se pratiquent, s'il est possible, sur chacun des murs de face de l'écurie et sont situées sur les côtés opposés afin que dans des moments opportuns l'on puisse établir une ventilation capable de purger les parties inférieures de l'écurie de l'acide carbonique qui y séjourne constamment.

Les animaux devraient être attachés par le moyen le plus simple et le plus sûr d'éviter des accidents. Ce moyen consiste à placer à la partie postérieure de la mangeoire des anneaux dans lesquels passent les longes auxquelles est attaché un contre-poids pour les tenir tendues. Quelques cultivateurs préfèrent un autre moyen non moins recommandable : c'est d'attacher les animaux à une tringle de fer placée en arc-boutant de la mangeoire au sol et dans laquelle est passé l'anneau de la chaîne.

Le sol des écuries devrait être imperméable et suffisamment en pente pour que l'urine puisse s'écouler au dehors et se rendre dans la place à fumier, de même le purin devrait s'écouler dans un réservoir d'où ou pourrait l'extraire soit pour le verser sur le tas de fumier, soit pour le conduire dans les champs. Cela vaudrait beaucoup mieux que de voir dans les écuries l'urine séjourner et s'y corrompre, et que de ne pas utiliser le purin qui est exposé dans les cours des fermes à l'ardeur du soleil, ce qui constitue une perte sensible pour le propriétaire et peut devenir l'origine de maladies fort graves. On ne devrait pas laisser si longtemps les fumiers sous les pieds des animaux : l'on croit que de cette manière le fumier acquiert beaucoup de qualité, mais on y perd beaucoup plus par les maladies qu'il provoque que par l'augmentation de la qualité et de la quantité de fumier. Au reste, la multiplication des animaux est une source de prospérité, en multipliant les animaux on aura une plus grande quantité de fumier qui fertilisera la terre ; mais il faut cultiver les prairies artificielles, car point de bétail sans fourrages, point de fumier sans bétail ; point de grain sans fumier. Les prés, le fourrage, le bétail et le fumier amènent le grain ; mais tout cela se tient, et si l'un manque, point de récolte. A ce sage précepte d'un agriculteur distingué, nous pouvons ajouter celui-ci : pas d'animaux, quelles qu'en soient les espèces, sans habitations spacieuses, salubres et convenablement entretenues.

Les maladies contagieuses qui se développent si facilement sur les animaux agglomérés cesseraient de se montrer. La morve, les maladies de poitrine, les angines, le crapaud, les crévasses, les dartres, les eaux aux jambes, les avortements, les blessures diverses, les maladies du sang et des yeux seraient moins fréquentes. Les animaux n'en seraient que plus forts, plus robustes, plus énergiques, et l'on serait certainement bien dédommagé des sacrifices que l'on aurait faits et qui sont chez nous d'une urgence majeure. Nous faisons des vœux pour que des améliorations ne se fassent pas longtemps attendre : nos fermiers sont animés de bons sentiments, et tout en approuvant les observations faites par les médecins vétérinaires, ils reculent devant les sacrifices auxquels pourraient donner lieu des modifications quelconques. Nous n'hésitons pas à avancer que si les propriétaires venaient à leur aide, on verrait des améliorations exister sur une grande étendue de notre département. L'agriculture n'en serait chez nous que plus prospère, car la multiplication des animaux et leur perfectionnement sont une source de prospérité. La ferme n'en aurait que plus de valeur, et les cultivateurs pourraient encore augmenter leur bien-être et faire face à leurs engagements, aujourd'hui que le prix des fermages est si considérablement augmenté; ils n'en seraient donc plus réduits, comme cela a lieu pour plusieurs, à voir la misère en perspective par suite de l'insuffisance, de la dégénérescence ou de la perte de leurs animaux, qui constituent la base principale de leur fortune.

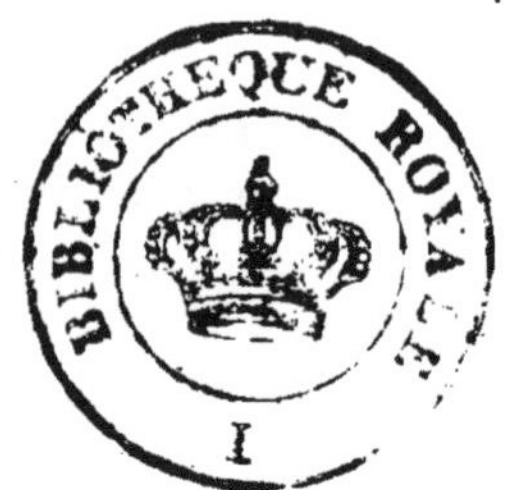